David Chabanel
Marc-Antoine Krieg
Peter Burkhardt

Fractures de la hanche et ostéoporose

David Chabanel
Marc-Antoine Krieg
Peter Burkhardt

Fractures de la hanche et ostéoporose

Influence de la condition physique et de la nutrition

Presses Académiques Francophones

Impressum / Mentions légales

Bibliografische Information der Deutschen Nationalbibliothek: Die Deutsche Nationalbibliothek verzeichnet diese Publikation in der Deutschen Nationalbibliografie; detaillierte bibliografische Daten sind im Internet über http://dnb.d-nb.de abrufbar.
Alle in diesem Buch genannten Marken und Produktnamen unterliegen warenzeichen-, marken- oder patentrechtlichem Schutz bzw. sind Warenzeichen oder eingetragene Warenzeichen der jeweiligen Inhaber. Die Wiedergabe von Marken, Produktnamen, Gebrauchsnamen, Handelsnamen, Warenbezeichnungen u.s.w. in diesem Werk berechtigt auch ohne besondere Kennzeichnung nicht zu der Annahme, dass solche Namen im Sinne der Warenzeichen- und Markenschutzgesetzgebung als frei zu betrachten wären und daher von jedermann benutzt werden dürften.

Information bibliographique publiée par la Deutsche Nationalbibliothek: La Deutsche Nationalbibliothek inscrit cette publication à la Deutsche Nationalbibliografie; des données bibliographiques détaillées sont disponibles sur internet à l'adresse http://dnb.d-nb.de.
Toutes marques et noms de produits mentionnés dans ce livre demeurent sous la protection des marques, des marques déposées et des brevets, et sont des marques ou des marques déposées de leurs détenteurs respectifs. L'utilisation des marques, noms de produits, noms communs, noms commerciaux, descriptions de produits, etc, même sans qu'ils soient mentionnés de façon particulière dans ce livre ne signifie en aucune façon que ces noms peuvent être utilisés sans restriction à l'égard de la législation pour la protection des marques et des marques déposées et pourraient donc être utilisés par quiconque.

Coverbild / Photo de couverture: www.ingimage.com

Verlag / Editeur:
Presses Académiques Francophones
ist ein Imprint der / est une marque déposée de
OmniScriptum GmbH & Co. KG
Heinrich-Böcking-Str. 6-8, 66121 Saarbrücken, Deutschland / Allemagne
Email: info@presses-academiques.com

Herstellung: siehe letzte Seite /
Impression: voir la dernière page
ISBN: 978-3-8416-2983-8

Plan

Résumé

L'ostéoporose est une maladie systémique du squelette caractérisée par une fragilité osseuse augmentée avec pour conséquence une augmentation de la susceptibilité aux fractures. C'est actuellement un important problème de santé publique avec des conséquences majeures pour les systèmes de soins tant d'un point de vue médical que financier. Les projections mondiales prévoient une augmentation significative du nombre de fractures de la hanche d'ici 2050[1].

Cette étude vise à analyser l'influence des apports nutritionnels par rapport à celle de la condition physique sur le risque de fracture ostéoporotique en reprenant les données évaluant la consommation de produits laitiers au sein du collectif de l'étude SEMOF[18] (« Evaluation suisse de méthodes de mesure du risque de fracture ostéoporotique »).

Nous avons d'abord montré que les apports moyens en calcium des 7'788 femmes âgées de 70 ans et plus ayant participé à l'étude sont inférieurs aux recommandations suisses et internationales. Des trois régions étudiées, la Suisse romande est celle où les apports quotidiens moyens en calcium et en protéines provenant des produits laitiers sont les plus faibles et où l'incidence des fractures de la hanche secondaires à l'ostéoporose est la plus élevée. Les apports en calcium et en protéines sont également plus élevés à la campagne par rapport à la ville alors que l'incidence des fractures de la hanche n'est pas significativement différente entre ville et campagne.

De plus, nous avons montré que les apports quotidiens moyens en calcium et en protéines provenant des produits laitiers ne diffèrent pas significativement entre les femmes avec ou sans fracture de la hanche pendant le suivi. En revanche, la condition physique des femmes qui ont présenté une fracture de la hanche est significativement moins bonne.

Sur la base de données anamnestiques concernant les facteurs de risque de chute et la mobilité, nous avons développé un score permettant d'identifier les femmes les plus à risque de chute. La condition physique de ces femmes, attestée par le test de la chaise et la mesure de la force de préhension est la moins bonne. Toutefois, leurs apports quotidiens moyens en calcium et en protéines provenant des produits laitiers ne diffèrent pas significativement par rapport aux femmes à faible risque de chute.

En conclusion, le risque de fracture de la hanche liée à l'ostéoporose est plus élevé chez les femmes de plus de 70 ans vivant en Suisse romande que dans les deux autres régions linguistiques. Il est déterminé avant tout par le risque de chute et par la condition physique. Les apports en calcium et en protéines provenant des produits laitiers, tels que nous les avons évalués ne semblent pas déterminants.

Introduction

L'ostéoporose est une maladie systémique du squelette caractérisée par une fragilité osseuse augmentée avec pour conséquence une augmentation de la susceptibilité aux fractures. Cette fragilité osseuse dépend d'une part de la densité minérale osseuse, et d'autre part de la qualité osseuse, elle-même en relation avec la microarchitecture osseuse, le degré de remodelage, l'accumulation de micro-dommages, ainsi que le degré de minéralisation[1].

Ces dernières années, l'ostéoporose est devenue un important problème de santé publique avec des conséquences majeures pour les systèmes de soins tant d'un point de vue médical que financier. Chez la personne âgée, la perte osseuse est initialement plus marquée chez la femme que chez l'homme[2]. Selon l'Organisation Mondiale de la Santé, 13% à 18% des femmes de plus de 50 ans vivant aux Etats-Unis sont concernées par l'ostéoporose[3]. D'autre part, 37% à 50% des femmes de plus de 50 ans ont une ostéopénie, donc sont à risque d'évoluer vers une ostéoporose. Aux Etats-Unis, le risque de fracture secondaire à l'ostéoporose chez les femmes de plus de 50 ans est de 18% pour la hanche, 16% pour les fractures vertébrales cliniques et 16% pour le poignet[4,5]. En ce qui concerne les fractures vertébrales, l'incidence est probablement beaucoup plus élevée car seul un tiers d'entre elles sont diagnostiquées[6].

Approximativement, 1,5 million de fractures sont recensées chaque année aux Etats-Unis[1]. En projection mondiale, le nombre de fractures de la hanche va augmenter de 3 à 5 fois d'ici 2050[7].

En Suisse, selon une analyse portant sur l'année 1992[8], les coûts médicaux directs liés aux fractures survenant dans le cadre de l'ostéoporose ont été estimés à CHF 600 mio, le coût annuel global de l'ostéoporose étant quant à lui estimé à CHF 1.3 mia.

Le risque de fracture dépend en particulier de la densité minérale osseuse (BMD) et du remodelage osseux mais également de facteurs cliniques qui augmentent le risque de chutes (démarche hésitante et lente, atteinte neuromusculaire et visuelle, faiblesse musculaire, etc.). Les facteurs responsables d'une faible densité minérale osseuse sont nombreux et incluent le sexe féminin, l'âge, un manque d'œstrogène, un index de masse corporelle (BMI) bas, une anamnèse familiale positive pour l'ostéoporose et le tabagisme.

Les facteurs liés au style de vie tels que l'alimentation et l'activité physique jouent également un grand rôle. Une alimentation riche en calcium augmente la croissance osseuse pendant l'enfance et l'adolescence, retarde la perte osseuse liée au vieillissement et diminue le risque de fracture liée à l'ostéoporose[9]. Elle favorise ainsi le développement du pic de la masse osseuse (Peak bone mass) qui est un déterminant majeur du risque de fracture. Une augmentation de 10% du pic de masse osseuse réduit de 50% le risque ultérieur de fracture[10]. La vitamine D est responsable de l'absorption du calcium et de la minéralisation de la matrice osseuse. Elle joue également un rôle important dans la force musculaire[11,12]. Les apports de calcium et de vitamine D sont très souvent insuffisants dans les pays occidentaux. Jusqu'à 50% de la population de plus de 65 ans a un déficit en vitamine D[13]. En Suisse, environ 15% de la population de plus de 65 ans vivant à domicile a une insuffisance en vitamine D, définie par un taux en 25,OH-vitamine D inférieur à 12 µg/l. Lorsque l'on considère la population de plus de 65 ans vivant en institution, la proportion d'insuffisance en vitamine D est estimée à 86%[14].

La diminution de la force musculaire liée au vieillissement se fait de manière progressive contrairement à la perte osseuse liée à la ménopause[15]. Cette baisse semble en partie secondaire à une diminution de l'activité physique[16] favorisée par certaines comorbidités (problèmes visuels ou ostéo-articulaires par exemple). La réduction de la masse musculaire et donc de la force physique est un facteur de risque de chute bien démontré. Une activité physique régulière permet de ralentir la diminution de la masse musculaire liée au vieillissement voire même de la conserver[15].

Les facteurs génétiques influencent également le pic de masse osseuse ou l'intensité de la perte osseuse après la ménopause. Les filles de mères ostéoporotiques ont ainsi une densité minérale osseuse plus basse que la moyenne des filles de leur âge[17]. Les gènes responsables de la susceptibilité à l'ostéoporose sont nombreux : gènes du récepteur de la vitamine D[18], de l'interleukine 6[19], et du collagène de type 1[20] entre autres.

L'étude SEMOF (« Evaluation suisse de méthodes de mesure du risque de fracture ostéoporotique »)[21] a été menée dans le but de déterminer le risque de fractures non-traumatiques de la hanche attesté par la technique de l'ultrason osseux quantitatif (QUS) et d'évaluer les facteurs de risque pour les fractures ostéoporotiques, en particulier les fractures de la hanche. Il s'agissait d'une étude prospective d'une durée de 3 ans. Lors de la visite initiale 7'788 femmes âgées de 70 ans et plus, choisies au hasard dans la population, ont été examinées dans l'un des 10 centres spécialisés inclus dans l'étude et distribués sur tout le territoire suisse. L'état de santé, le style de vie ainsi que la condition physique de ces femmes ont été évalués par un questionnaire. Une appréciation de la consommation en produits laitiers faisait partie du questionnaire.

Les objectifs de cet ouvrage sont les suivants :

- premièrement, évaluer dans la population de femmes suisses âgées de 70 ans et plus incluses dans l'étude SEMOF l'influence respective de la consommation globale de produits laitiers et de la condition physique (attestée par des données anamnestiques, la mesure de la force du poignet et le test de la chaise) sur le risque de fractures de la hanche secondaires à l'ostéoporose.

- deuxièmement, déterminer s'il existe d'éventuelles différences régionales en terme d'apports en calcium et en protéines provenant des produits laitiers, notamment des différences entre régions linguistiques donc culturelles ou entre villes et campagne.

Matériel et méthode

Le collectif de l'étude SEMOF est constitué par des femmes vivant en Suisse âgées de 70 ans et plus, capables de marcher et indépendantes pour les activités de la vie quotidienne (capables de se lever seules de leur lit). Les critères d'exclusion sont une démence (diagnostic médical), un cancer actif, une prothèse de hanche bilatérale, des antécédents personnels de fracture de la hanche ou d'insuffisance rénale chronique (clairance de la créatinine inférieure à 30 ml/min, diagnostic médical). La durée du suivi médical a été fixée à 3 ans. Le recrutement des participantes est assuré par le Bureau vaudois d'Adresses (BVA) au sein de la population générale pour la Suisse alémanique et la Suisse romande, et par le Centro Osteoporosi Locarno pour le Tessin. La population-source comprend les 7'788 femmes, qui ont été recrutées pour cette étude de Novembre 1997 à Août 1999.

Le numéro postal nous a permis de différencier les régions linguistiques et de savoir si les patientes habitent en ville ou en campagne, selon les données de l'Office fédéral de la statistique (OFS).

Au cours d'un entretien, un questionnaire a été rempli pour chaque participante, incluant des renseignements socio-démographiques tels que l'âge, le niveau d'éducation, la situation personnelle (vivant seule ou non) et la situation professionnelle antérieure. Les questions concernaient également certains facteurs de risque de chute (se lever la nuit pour aller aux toilettes, présenter des vertiges ou des pertes d'équilibre, avoir des difficultés à se lever d'une chaise, utiliser des moyens auxiliaires pour marcher, s'appuyer sur des meubles pour se déplacer à domicile). Les participantes devaient également indiquer si elles avaient chuté ou non durant l'année précédente et, le cas échéant, préciser le

9

nombre de chutes. L'activité physique actuelle et le degré de mobilité pour les occupations de la vie quotidienne ont aussi été évalués.

Enfin, le questionnaire incluait des questions concernant les habitudes alimentaires des participantes, en particulier 4 questions concernant les apports en produits laitiers. Chaque femme a indiqué quelle quantité des aliments suivants elle avait mangé, en moyenne, au cours de l'année écoulée : lait (1 portion = 1 verre de 2 dl), yogourt (1 portion = 1 pot de 180 g), fromage à pâte molle (1 portion = 20 g) et fromage à pâte dure (1 portion = 20 g). Les participantes indiquaient le nombre de portions consommées par jour, par semaine ou même par mois selon la fréquence de leur consommation.

Lors de la consultation, le poids et la taille ont été mesurés, ce qui a permis de calculer l'index de masse corporelle (BMI) de chaque participante. De nombreux tests existent pour évaluer la condition physique des personnes âgées[22]. Parmi ceux-ci, deux ont été réalisés durant cette étude :

- **le test de la chaise** consiste à évaluer la capacité de la patiente à se lever d'une chaise sans s'aider de l'un ou de ses deux bras à 3 reprises successives, les bras étant croisés sur le thorax. Ce test évalue plus particulièrement la force de la ceinture abdominale et des membres inférieurs. Le test est considéré comme réussi si la participante peut se lever à 3 reprises consécutives sans l'aide de ses bras. La mesure de la fonction des membres inférieurs chez les personnes indépendantes de plus de 70 ans est un facteur prédicteur de dysfonctions motrices futures[23].

- **la mesure de la force de préhension (« Grip strength »)** par le dynamomètre Jamar® a été effectuée à 2 reprises de chaque côté (main dominante et main non dominante). La moyenne des mesures a été retenue pour l'analyse. La force de préhension a été mesurée avec les bras le long du corps, les coudes fléchis à 90°. Une étude comportant 649 femmes ménopausées âgées de plus de 65 ans a montré que la mesure de la force de préhension est un marqueur de la fragilité globale et de l'état de santé en général[24]. Cette mesure était facultative et n'a pas été effectuée chez les participantes provenant du Tessin et dans certains centres de Suisse alémanique. Toutefois, lorsqu'un centre choisissait de réaliser le test, la mesure était systématique chez toutes les participantes consécutives de ce centre.

Analyse statistique

Le taux de réponse des femmes contactées pour participer à l'étude SEMOF a été calculé pour les trois régions linguistiques.

Les 5 questions concernant les facteurs de risque de chute ont été analysées selon le principe suivant :

   1. **se lever la nuit pour aller aux toilettes.** Si la participante se lève souvent (au moins une fois par nuit), un point est attribué. Si elle se lève plus rarement (jamais ou moins d'une fois par nuit en moyenne), aucun point n'est attribué.

   2. **présenter des vertiges ou des pertes d'équilibre.** Si la participante présente au moins une fois par semaine un vertige ou une perte d'équilibre, un point est accordé. Si la fréquence est plus rare (moins d'une fois par semaine), aucun point n'est accordé.

   3. **avoir des difficultés à se lever d'une chaise.** En cas de difficultés, un point est accordé.

   4. **utiliser des moyens auxiliaires (cannes, attelles, béquilles, cadre de marche, etc.) pour marcher ou se déplacer.** Si l'utilisation est systématique à l'extérieur et fréquente à domicile, un point est accordé.

   5. **s'appuyer sur les meubles pour se déplacer à la maison.** Un point est accordé si la participante prend appui sur les meubles pour se déplacer à domicile.

Un score (**score anamnestique de risque de chute : SARC**) allant de 0 à 5 a ainsi été défini. Les participants avec un score anamnestique de risque de chute supérieur à 1 ont été considérées comme à haut risque de chute.

Le questionnaire comportait également 6 questions se référant à l'activité physique actuelle des participantes et à leur mobilité qui ont été analysées de la manière suivante :

1. activité physique quotidienne. Si la participante mène une vie sédentaire (peu d'effort physique), aucun point n'est attribué. En cas d'effort physique régulier modéré ou important, un point est accordé.

2. marche à l'extérieur.

3. utilisation des escaliers.

4. entrer dans une voiture ou en sortir.

5. traverser la route.

6. se déplacer au moyen des transports publics.

Pour toutes ces activités, un point est attribué si la participante est capable de se mobiliser seule, facilement et sans aide.

Un score (**score anamnestique de mobilité : SAM**) allant de 0 à 6 a ainsi été défini. L'activité physique et la mobilité ont été jugées satisfaisantes pour les participantes avec un score de mobilité supérieur ou égal à 5.

Il est ainsi possible d'identifier une population de femmes avec un risque de chute élevé (SARC > 1) et à mobilité réduite (SAM < 5). Le **score anamnestique global (SAG)** est la résultante des deux précédents scores. Il est défini de la manière suivante :

- les femmes dont le SARC est supérieur à 1 reçoivent un point.

- les femmes dont le SAM est inférieur à 5 reçoivent un point.

Les participantes avec un SAG égal à 2 représentent donc une population de femmes à haut risque de chute et à mobilité réduite.

Les apports quotidiens en calcium et en protéines issus des produits laitiers ont été calculés sur la base du recueil de données grâce au logiciel Prodi 4.5®.

L'analyse statistique a été réalisée grâce au logiciel Stata 8.1®. Pour les variables paramétriques, les tests statistiques utilisés sont le t-test ou le test Anova lorsque le nombre d'échantillons est supérieur à 2. Pour les variables non-paramétriques, l'analyse statistique a été réalisée grâce au test de la somme des rangs (Mann-Withney).

Résultats

Le tableau 1 donne les caractéristiques générales (âge, BMI) ainsi que la répartition selon la région linguistique des 7'788 femmes ayant participé à l'étude : 1'609 femmes proviennent de Suisse romande (SR), 5'166 femmes de Suisse alémanique (SA) et 1'013 du Tessin (SI pour Suisse italienne). Le taux de réponse des femmes contactées pour participer à l'étude SEMOF est également indiqué pour les trois régions linguistiques.

Tableau 1 : Données initiales, par région linguistique [moyenne, (DS)].

	Région linguistique		
	Romande	**Alémanique**	**Tessinoise**
Nombre	1'609 (21%)	5'166 (66%)	1'013 (13%)
Age (ans)	76,1 (3,1)	75,0 (3,2)	75,3 (2,8)
BMI (kg/m^2)	25,0 (4,2)	26,2 (4,3)	26,1 (4,6)
	p<0,001	ns	
	p<0,001		
Taux de réponse des femmes contactées	14,0%	12,0%	12,7%

La plus grande partie des femmes ayant participé à notre étude habite la Suisse alémanique (66%), ce qui correspond à la répartition de la population générale suisse. Les femmes romandes sont significativement plus âgées et plus légères. Le taux de réponse des femmes contactées pour participer à l'étude est semblable dans les trois régions.

- **Analyse selon la région linguistique :**

Le tableau 2 montre la consommation journalière de produits laitiers dans les trois principales régions linguistiques de la Suisse. La consommation de produits laitiers est significativement différente d'une région à l'autre.

Les femmes alémaniques ont la consommation quotidienne moyenne de lait la plus élevée. Ainsi, elles boivent en moyenne 1 dl de lait de plus chaque jour que les femmes romandes. La consommation de yogourt est la plus élevée en Suisse romande. Les participantes tessinoises consomment davantage de fromage à pâte molle ou à pâte dure.

Tableau 2: Consommation journalière de produits laitiers (lait, yogourt, fromage à pâte molle, fromage à pâte dure) selon la région linguistique [moyenne, (DS)].

	Centiles	Région linguistique		
		Romande	Alémanique	Tessinoise
Lait (dl/j)	25	0	0.6	0.3
	50	0.6	2	2
	75	2	3.4	2
	moyenne	1,1 (1,4)	2,1 (1,9)	1,8 (1,7)
		P<0,001	P<0,001	
		p<0,001		
Yogourt (g/j)	25	26	26	6
	50	103	77	77
	75	180	180	180
	moyenne	120,3 (98,6)	101,4 (92,5)	99,4 (102,7)
		p<0,001	p=0,01	
		p<0,001		
Fromage à pâte molle (g/j)	25	3	0	3
	50	9	6	20
	75	20	14	20
	moyenne	10,5 (10,3)	8,6 (11,0)	13,2 (10,6)
		p<0,001	p<0,001	
		P<0,001		
Fromage à pâte dure (g/j)	25	6	3	6
	50	11	9	20
	75	20	20	20
	moyenne	13,2 (11,6)	11,8 (11,5)	14,6 (9,8)
		p<0,001	p<0,001	
		P<0,001		

Les différences de consommation de produits laitiers se traduisent par des apports quotidiens en calcium et en protéines liés aux produits laitiers également très différents d'une région à l'autre.

Tableau 3: Apports quotidiens en calcium et protéines provenant des produits laitiers selon la région linguistique [quartiles et moyenne, (DS)].

		Région linguistique		
	Centiles	Romande	Alémanique	Tessinoise
Calcium (mg/j)	25	262	305	298
	50	410	473	490
	75	572	660	720
	moyenne	**435 (240)**	**506 (285)**	**507 (281)**
		p<0,001	ns	
		p<0,001		
Protéines (g/j)	25	8,2	9	9,4
	50	11,9	13,8	15,3
	75	16,5	19,1	21,7
	moyenne	**12,9 (7,0)**	**14,8 (8,2)**	**15,3 (8,1)**
		p<0,001	p=0,008	
		p<0,001		

Les apports quotidiens moyens en calcium provenant des produits laitiers ne diffèrent pas de manière significative entre la Suisse alémanique et le Tessin (SI). En revanche, ils sont significativement plus bas en Suisse romande.

Les apports quotidiens moyens en protéines provenant des produits laitiers diffèrent de manière significative entre les trois principales régions linguistiques de la Suisse. Là encore, les apports protéiques quotidiens moyens provenant des produits laitiers sont les plus bas en Suisse romande.

Le tableau 4 montre le taux de chute au cours de l'année précédant l'inclusion dans l'étude en fonction du nombre de facteurs de risque anamnestiques de chute.

Tableau 4 : Taux de femmes ayant chuté l'année précédant l'inclusion dans l'étude SEMOF selon le nombre de facteurs de risque de chute, toutes régions linguistiques confondues (SARC : score anamnestique de risque de chute).

SARC	0	1	2	3	4	5
Taux de chutes	26%	30%	37%	42%	54%	61%

La proportion de femmes qui ont chuté l'année précédant l'inclusion dans l'étude augmente avec le nombre de facteurs de risque de chute. Les différences sont statistiquement significatives ($p<0.001$). L'augmentation du taux de chute semble même proportionnelle au nombre de facteurs de risque présents. Ces résultats montrent que le SARC est un bon indicateur du risque de chute dans la population étudiée. A partir de deux facteurs de risque de chute, on note une augmentation significative du taux de chute. Les participantes avec un SARC supérieur à 1 ont été considérées comme étant à risque de chute élevé.

Le tableau 5 montre le taux de chute au cours de l'année ayant précédé l'inclusion dans l'étude SEMOF selon le degré de mobilité.

<u>Tableau 5</u> : Taux de femmes ayant chuté l'année précédant l'inclusion dans l'étude SEMOF selon le degré de mobilité, toutes régions linguistiques confondue (SAM : score anamnestique de mobilité).

SAM	0	1	2	3	4	5	6
Taux de chutes	51%	42%	36%	43%	40%	31%	36%

Le taux de chutes au cours de l'année précédant l'inclusion dans l'étude est maximal chez les femmes qui ont le plus faible degré de mobilité (SAM égal à 0). Dans cette catégorie, plus d'une femme sur deux a chuté l'année précédant l'inclusion dans l'étude. Dans le groupe de femmes ayant le plus haut degré de mobilité (SAM égal à 6), le taux de chutes s'élève à 36%. Les femmes dont le score anamnestique de mobilité est inférieur à 5 ont été considérées à risque de chute élevé et représentent un groupe à risque.

Le tableau 6 montre la proportion de femmes à risque élevé de chute et à mobilité réduite selon la région linguistique.

<u>Tableau 6</u> : Taux de femmes à haut risque de chute (SARC > 1) et à mobilité réduite

(SAM < 5) selon la région linguistique.

	Région linguistique		
	Romande	**Alémanique**	**Tessinoise**
Taux de femmes à risque de chute élevé (SARC > 1)	36%	23%	33%
Taux de femmes à mobilité réduite (SAM < 5)	32%	9%	26%

Le taux de femmes à risque élevé de chute (SARC>1) est significativement plus bas en Suisse alémanique qu'en Suisse romande ou au Tessin (p<0.001). La différence entre la Suisse romande et le Tessin n'est pas significative. La proportion de femmes dont l'activité physique et la mobilité sont limitées (SAM<5) est significativement plus basse en Suisse alémanique que dans les deux autres régions linguistiques. Toutes les différences sont significatives (p<0.001).

En tenant compte des deux précédents scores, nous avons souhaité identifier le sous-groupe de femmes le plus à risque de chute d'un point de vue anamnestique afin d'étudier leurs apports en calcium et en protéines provenant des produits laitiers ainsi que le résultat de leurs tests fonctionnels. Dans ce but, le score anamnestique global (SAG) a été créé et a permis d'identifier trois groupes de femmes selon leur risque anamnestique de chute et leur degré de mobilité. Les femmes avec un SAG égal à 0 représentent un groupe à faible risque de chute et à mobilité conservée, alors que les femmes avec un SAG égal à 2 sont le groupe le plus à risque (nombreux facteurs de risques de chute et mobilité diminuée).

Le tableau 7 montre le taux de chute, les apports moyens quotidiens en calcium et en protéines provenant des produits laitiers, le résultat des tests fonctionnels ainsi que l'incidence des fractures de la hanche en fonction du score anamnestique global, toutes régions confondues.

Toutes régions confondues, le taux de chutes au cours de l'année précédant l'inclusion dans l'étude SEMOF augmente en fonction du score anamnestique global. Ainsi, les femmes à risque de chute élevé et à mobilité réduite (SAG égal à 2) chutent le plus fréquemment. Toutes régions confondues, leur taux de chute atteint 46% au cours de l'année précédant l'inclusion dans l'étude SEMOF contre 26% pour le groupe le moins à risque d'un point de vue anamnestique. Les femmes dont le score anamnestique global est égal à 2 représentent donc réellement le sous-groupe de femmes le plus à risque de chute d'un point de vue anamnestique. Toutes les différences sont statistiquement significatives.

Sur le plan nutritionnel, les apports quotidiens moyens en calcium et en protéines provenant des produits laitiers ne différent pas significativement entre les trois sous-groupes. Toutes régions confondues, les apports nutritionnels n'influencent donc pas le risque de chute, lorsque ce dernier est défini selon des critères anamnestiques. Ce tableau ne prend pas compte les différences régionales constatées au tableau 3.

Tableau 7: Taux de chutes, apports quotidiens moyens en calcium et en protéines provenant des produits laitiers, résultats des tests fonctionnels et incidence des fractures de la hanche secondaires à l'ostéoporose en fonction du score anamnestique global (SAG), toutes régions linguistiques confondues [moyenne, (DS)].

Risque global de chute	Faible (SAG=0)	Modéré (SAG=1)	Elevé (SAG= 2)
Proportion de chute	p<0,001 p<0,001		
	28%	36%	46%
	p<0,001		
Calcium (mg/j)	ns ns		
	494 (276)	484 (275)	489 (288)
	ns		
Protéines (g/j)	ns ns		
	14,5 (8,0)	14,3 (8,0)	14,5 (8,3)
	ns		
Test de la chaise			
-Nombre	5'221	1'663	802
-Tests réussis (%)	5'097 (98%)	1'445 (87%)	427 (53%)
	p<0,001 p<0,001		
	p<0,001		
Force de préhension			
-Nombre	2'976	920	476
-Valeur (kg)	20,8 (5,2)	19,1 (5,4)	17,2 (5,3)
	p<0,001 p<0,001		
	p<0,001		
Fractures de la hanche			
	ns p=0,015		
Incidence (pour 1000 femmes/an)	3,0	4,4	9,7
	p<0,001		

D'un point de vue fonctionnel, le résultat des deux tests (test de la chaise et mesure de la force de préhension) varie en fonction du score anamnestique global. Les résultats sont significativement les meilleurs dans le groupe à plus faible risque (SAG égal à 0) et les moins bons dans le groupe à risque le plus élevé d'un point de vue anamnestique (SAG égal à 2). Le sous-groupe de femmes le plus à risque de chute semble ainsi en moins bonne condition physique toutes régions confondues.

L'incidence des fractures de la hanche secondaires à l'ostéoporose diffère entre les trois groupes. L'incidence des fractures de la hanche dans le groupe le plus à risque de chute (9,7 fractures de la hanche pour 1'000 femmes par an) est environ trois supérieure à celle mesurée dans le groupe le moins à risque (3 fractures pour 1'000 femmes par an). Toutes fractures confondues, la même tendance est relevée entre les trois groupes.

Le score anamnestique global (SAG) permet ainsi de mettre en évidence un sous-groupe de femmes à risque élevé de chutes et en moins bonne condition physique. Ce sous-groupe présente de plus un plus grand nombre de fractures secondaires à l'ostéoporose que le reste des femmes du collectif SEMOF mais ne se distingue pas par des apports en calcium et en protéines provenant des produits laitiers plus bas.

L'analyse selon la région linguistique et le résultat du score anamnestique global donne les résultats suivants (tableaux 8 et 9).

Le taux de femmes le plus à risque est significativement plus faible en Suisse alémanique qu'en Suisse romande ou qu'au Tessin. La différence entre la Suisse romande et le Tessin reste significative (p=0.03). La proportion de femmes ayant chuté l'année précédant l'inclusion dans l'étude est significativement plus élevée en Suisse romande par rapport aux deux autres régions linguistiques. Dans cette région, plus d'une femme à risque élevé sur deux a chuté au cours de l'année précédant l'étude. La différence entre la Suisse alémanique et le Tessin n'est pas significative.

Pour le sous-groupe de femmes le plus à risque (SAG égal à 2), les apports nutritionnels sont significativement plus faibles en Suisse romande que dans les deux autres régions.

Tableau 8: Taux de chutes et apports nutritionnels (calcium et protéines) provenant des produits laitiers selon la région linguistique et le score anamnestique global [moyenne (DS)].

	SAG	Région linguistique		
		Romande	Alémanique	Tessinoise
Distribution	**0**	53%	74%	58%
	1	26%	20%	25%
	2	**21%**	**6%**	**17%**
		p<0,001	p<0,001	
			p=0,03	
Chutes (%)	**global**	**39%**	**30%**	**24%**
	0	35%	28%	18%
	1	38%	35%	28%
	2	**53%**	**42%**	**37%**
		p=0,008	ns	
			p=0,001	
Calcium (mg/j)	**0**	433 (234)	506 (282)	507 (280)
	1	435 (241)	501 (288)	493 (268)
	2	**442 (253)**	**519 (308)**	**526 (304)**
		p=0,006	ns	
			p=0,001	
Protéines (g/j)	**0**	12,8 (6,8)	14,8 (8,1)	15,4 (8,1)
	1	13,0 (7,1)	14,7 (8,3)	14,8 (7,8)
	2	**13,2 (7,3)**	**15,2 (8,9)**	**15,9 (8,8)**
		p=0,002	ns	
			p=0,002	

Tableau 9 : Résultats des tests fonctionnels selon la région linguistique et le score anamnestique global et incidence des fractures de la hanche selon la région linguistique [moyenne, (DS)].

		Région linguistique		
	SAG	**Romande**	**Alémanique**	**Tessinoise**
Test de la chaise				
-Nombre		1'579	5'128	979
-Tests réussis (%)	**global**	**1'370 (87%)**	**4'733 (92%)**	**866 (89%)**
		p<0,001	p<0,001	
		ns		
	0	99%	97%	98%
	1	89%	85%	91%
	2	**55%**	**53%**	**50%**
		ns	ns	
		ns		
Force de préhension				
-Nombre		1'434	2'931	-
-Résultat (kg)	**global**	**19,2 (4,9)**	**20,3 (5,0)**	-
		p<0,001		
	0	19,6 (4,9)	21,3 (5,1)	-
	1	18,6 (5,2)	19,4 (5,5)	-
	2	**17,2 (4,9)**	**17,3 (5,9)**	-
		ns		
Fractures de la hanche				
-Nombre		32	40	8
-Incidence (pour 1000 femmes/an)		**6,8**	**3,0**	**3,4**
		p<0,001	ns	
		p=0,02		

Globalement, le test de la chaise est mieux réussi par les participantes alémaniques. La différence entre la Suisse romande et le Tessin n'est pas significative. Pour le sous-groupe de femmes le plus à risque, les différences entre les trois régions ne sont pas statistiquement significatives.

Pour la force de préhension, les résultats sont globalement meilleurs en Suisse alémanique. Si l'on considère les femmes les plus à risque, là encore, la différence entre Suisse romande et Suisse alémanique n'est pas significative.

Pendant le suivi, 80 fractures de la hanche secondaires à l'ostéoporose ont été recensées. L'incidence des fractures cliniques secondaires à l'ostéoporose est plus élevée de manière significative en Suisse romande par rapport à la Suisse alémanique ou au Tessin. L'incidence des fractures de la hanche en Suisse romande est au moins le double de celle observée en Suisse alémanique ou au Tessin.

- **Les différences ville-campagne :**

Le tableau 10 montre les apports quotidiens moyens en calcium et en protéines issus des produits laitiers en ville et en campagne.

La majeure partie des femmes incluses dans notre étude habite en milieu urbain (88%). Les apports quotidiens en calcium et en protéines issus des produits laitiers diffèrent significativement entre la ville et la campagne. Les valeurs moyennes et médianes sont toutes significativement plus élevées à la campagne (p<0,01).

Tableau 10: Apports quotidiens en calcium et protéines provenant des produits laitiers, comparaison ville-campagne [quartiles et moyenne (DS)].

	Centiles	Ville	Campagne	p-value
Effectif (%)		6'857 (88%)	931 (12%)	
Calcium (mg/j)	25	297	312	
	50	453	493	0,0003
	75	640	678	
	moyenne	**487 (277)**	**520 (279)**	0,0007
Protéines (g/j)	25	8,9	9,4	
	50	13,4	14,7	0,0002
	75	18,4	19,6	
	moyenne	**14,4 (8,0)**	**15,3 (7,9)**	0,0013

Le tableau 11 montre les apports quotidiens moyens en calcium et en protéines provenant des produits laitiers, le résultat des tests fonctionnels ainsi que l'incidence des fractures secondaires à l'ostéoporose selon le score anamnestique global et en comparant ville et campagne.

Les apports moyens quotidiens en calcium et en protéines provenant des produits laitiers du sous-groupe de femmes à risque de chute le plus élevé (SAG égal à 2) ne diffèrent pas significativement entre la ville et la campagne.

Les femmes vivant en ville réussissent mieux le test de la chaise. Toutefois, dans le sous-groupe de femmes le plus à risque, la différence entre ville et campagne n'est plus significative. Pour la force de préhension, la différence entre ville et campagne n'est pas significative.

Tableau 11 : Apports nutritionnels, résultats des tests fonctionnels et incidence des fractures de la hanche selon le score anamnestique global, comparaison ville-campagne [moyenne, (DS)].

	SAG	Ville	Campagne	p-value
Distribution	0	68%	64%	
	1	21%	23%	
	2	10%	13%	
Calcium (mg/j)	0	491 (275)	524 (281)	0,006
	1	477 (277)	529 (261)	0,008
	2	**489 (286)**	**488 (300)**	0,98
Protéines (g/j)	0	14,4 (8,0)	15,4 (8,0)	0,006
	1	14,1 (8,0)	15,5 (7,5)	0,015
	2	**14,5 (8,3)**	**14,3 (8,4)**	0,733
Test de la chaise				
-Total		6'767	919	
-Tests réussis (%)	**global**	**91%**	**87%**	<0,001
	0	98%	95%	
	1	87%	84%	
	2	**53%**	**54%**	ns
Force de préhension				
-Nombre		3'785	587	
-Résultats (kg)	**global**	**20,0 (5,4)**	**20,4 (5,5)**	ns
	0	20,8 (5,1)	21,3 (5,3)	0,09
	1	18,9 (5,4)	20,4 (5,3)	0,04
	2	**17,3 (5,4)**	**16,6 (5,1)**	ns
Fractures de la hanche				
-Nombre		67	13	
-Incidence (pour 1000 femmes/an)		**3,7**	**5,2**	ns

L'incidence des fractures de la hanche observées au cours du suivi longitudinal ne diffère pas significativement entre la ville et la campagne. Toutefois, le nombre absolu de fractures recensées chez des femmes vivant à la campagne est faible, ce qui limite l'interprétation des résultats.

- **Analyse selon la survenue ou non d'une fracture de la hanche :**

Le tableau 12 montre les apports quotidiens moyens en calcium et en protéines issus des produits laitiers ainsi que le résultat des tests fonctionnels selon la survenue ou non d'une fracture de la hanche secondaire à l'ostéoporose.

Tableau 12 : Apports nutritionnels et résultats des tests fonctionnels selon la survenue ou non d'une fracture de la hanche secondaire à l'ostéoporose [moyenne, (DS)].

	Pas de fracture	Fracture de la hanche	p-value
Calcium (mg/j)	460	414	0.235
Protéines (g/j)	13.5	12.8	0.2495
Test de la chaise			
-Effectif	6'902	78	
-Test réussi (%)	6'310 (91.4 %)	60 (76.9 %)	<0,001
Force de préhension			
-Résultats (kg)	20	17.8	0.012

Toutes régions confondues, les apports nutritionnels liés aux produits laitiers ne sont pas significativement différents entre le collectif de femmes qui ont présenté une fracture de la hanche secondaire à l'ostéoporose et celles qui n'ont pas eu de fracture durant le suivi.

D'un point de vue fonctionnel, les femmes qui n'ont pas présenté de fracture semblent significativement en meilleure condition physique que les femmes qui ont présenté une fracture de la hanche durant le suivi longitudinal.

Discussion

A notre connaissance, il s'agit de la première étude en Suisse évaluant la relation entre la consommation de produits laitiers, la condition physique et l'incidence des fractures de la hanche liées à l'ostéoporose dans un collectif de femmes âgées issues des 3 principales régions linguistiques.

La participation des femmes à l'étude SEMOF (taux de réponse des femmes contactées) ne diffère pas significativement entre les trois régions et ne peut expliquer les différences constatées tant au niveau régional qu'entre la ville et la campagne.

Notre analyse a permis de mettre en évidence des différences significatives concernant la consommation de produits laitiers entre les trois principales régions linguistiques de Suisse. Ceci est particulièrement vrai pour la consommation de lait qui est inférieure en Suisse romande de près de 50% par rapport à la Suisse alémanique, ce qui correspond à 1 dl/j. D'autres études[25] ont analysé les habitudes alimentaires en Suisse. L'étude MONICA[26] a étudié les différences de comportement alimentaire des personnes âgées entre la Suisse romande et le Tessin de façon qualitative. Cette étude a montré que les personnes âgées vivant au Tessin consomment plus fréquemment du lait et du fromage par rapport à la Suisse romande. La consommation de yogourts est en revanche plus fréquente en Suisse romande. Notre étude confirme ces résultats et a permis d'évaluer de manière quantitative la consommation de produits laitiers en Suisse.

Toutes régions linguistiques confondues, les apports moyens quotidiens en calcium et en protéines issus des produits laitiers (respectivement 489 mg/j et 14,4 g/j) correspondent aux valeurs calculées à partir de carnets alimentaires par

Wynn et coll.[27] dans un échantillon de 51 participantes romandes issues du collectif SEMOF (resp. 467 mg/j et 14,9 g/j). Selon cette source, les apports calciques et protéiques provenant des produits laitiers représentent respectivement 53,1% et 24.5% des apports quotidiens totaux. Par extrapolation, les apports quotidiens totaux sont donc estimés pour le collectif de notre étude à 921 mg/j pour le calcium et à 59 g/j pour les protéines. Les apports calciques totaux estimés sont ainsi inférieurs aux recommandations nutritionnelles suisses[28] et internationales[29].

Les apports protéiques approchent les standards habituellement reconnus (~1 g/j), le poids moyen des participantes étant de 65 kg.

Les apports calciques et protéiques liés aux produits laitiers, diffèrent significativement entre les trois principales régions linguistiques. La Suisse romande est la région où les apports quotidiens moyens en calcium et en protéines liés aux produits laitiers sont les plus faibles. Il n'y a pas de différences significatives entre la Suisse alémanique et le Tessin. Ces résultats confirment ceux de l'étude EC/EURONUT[30] pour la Suisse, qui a montré que les apports quotidiens totaux en calcium étaient plus bas chez les femmes vivant en Suisse romande (853 mg/j) qu'en Suisse alémanique (1022 mg/j) ou qu'au Tessin (966 mg/j). Ces chiffres sont très proches de nos estimations (819 mg/j, 953 mg/j et 955 mg/j, respectivement).

Les apports quotidiens moyens en calcium et en protéines issus des produits laitiers diffèrent aussi significativement entre la ville et la campagne (resp. 487 mg/j et 14,4 g/j pour la ville, 520 mg/j et 15,3 g/j pour la campagne). A la campagne, les apports quotidiens sont plus importants aussi bien pour le calcium que pour les protéines. Les différences constatées reflètent probablement des habitudes alimentaires et culinaires traditionnellement différentes entre ville et campagne[31].

Afin de tenir compte des paramètres susceptibles d'influencer le risque de chute ou la mobilité, le score anamnestique global a été créé et a permis d'identifier trois sous-groupes de femmes selon leur risque de chute. Dans le sous-groupe le plus à risque de chute, près de la moitié des femmes ont chuté au cours de l'année précédant l'inclusion. Toutes régions confondues, les apports nutritionnels (calcium et protéines) provenant des produits laitiers ne déterminent pas seuls le risque anamnestique de chute (tableau 8). En effet, les femmes ayant le risque de chute le plus élevé d'un point de vue anamnestique ont des apports quotidiens moyens en calcium et en protéines provenant des produits laitiers identiques aux femmes les moins à risque.

Les femmes les plus à risque de chute d'un point de vue anamnestique sont en moins bonne condition physique selon le résultat des deux tests fonctionnels réalisés, quelle que soit la région linguistique. L'incidence des fractures de la hanche observées durant le suivi longitudinal est également la plus élevée dans cette catégorie.

Les deux tests fonctionnels évaluant la condition physique des participantes montrent des résultats significativement meilleurs chez les femmes provenant de Suisse alémanique. Les participantes tessinoises, dont l'alimentation est riche en produits laitiers, ne sont pas en meilleure condition physique que les femmes romandes. Ces résultats suggèrent qu'une alimentation riche en calcium et en protéines provenant des produits laitiers n'améliore pas de manière essentielle la bonne condition physique. Ils mettent également en évidence certaines limites de notre étude : en effet, les produits laitiers ne sont pas la seule source de calcium et de protéines dans l'alimentation et notre étude n'a pas d'information sur les apports calciques provenant des autres aliments. Enfin, l'analyse ne porte que sur les apports nutritionnels de l'année précédant l'inclusion dans l'étude et ne tient pas compte des habitudes alimentaires antérieures.

Les participantes romandes présentent une incidence plus élevée de fractures de la hanche, un apport en calcium et en protéines issus des produits laitiers plus bas et un taux de chutes le plus élevé (tableaux 8 et 9). Ces résultats montrent qu'il est fondamental de prévenir les chutes si l'on veut abaisser le nombre de fractures secondaires à l'ostéoporose. Ils suggèrent également qu'une alimentation riche en calcium et en protéines pourrait jouer un rôle protecteur en améliorant la qualité du tissu osseux. Le bénéfice d'une alimentation riche en calcium sur le risque fracturaire a été démontré dans plusieurs études[32,33]. La revue de 16 études observationnelles analysant la relation entre les apports en calcium et les fractures de la hanche montre que l'optimalisation des apports en calcium (1 g par jour) est associée à une diminution de 24% du risque de fracture de la hanche[34]. Deux études randomisées évaluant uniquement la supplémentation en calcium ont montré une réduction de 28% des fractures vertébrales et de 70% des fractures symptomatiques dans le groupe recevant une supplémentation[35,36].

Toutes régions confondues, les participantes, qui ont présenté une fracture de la hanche lors du suivi ont des apports quotidiens moyens en calcium et en protéines liés aux produits laitiers plus bas que les femmes qui n'ont pas présenté de fracture, sans que les différences ne soient significatives. La condition physique, attestée par les tests fonctionnels est, en revanche, significativement moins bonne dans le collectif de femmes avec fracture de la hanche. Ces résultats confirment ceux de Nelson et coll.[37] qui montrent qu'une augmentation de la force des membres inférieurs chez les femmes âgées réduit le risque de chutes et donc de fractures en cas d'ostéoporose. D'autres démontrent qu'une activité physique régulière est nécessaire pour conserver un tissu osseux de bonne qualité[38,39]. Une récente étude prospective a montré qu'un programme de renforcement de la musculature dorso-lombaire réduisait le risque de fracture vertébrale et que cette réduction se poursuivait plusieurs années après l'arrêt du programme[40]. Les mesures non-pharmacologiques (exercices de renforcement musculaire, prévention des chutes à domicile) devraient ainsi être encouragées dans la prévention des fractures liées à l'ostéoporose[41].

L'analyse des apports nutritionnels et des tests fonctionnels par région est limitée en raison d'un nombre trop faible de fractures de la hanche survenues pendant le suivi.

Conclusion

Les résultats de cette étude montrent que les femmes post-ménopausées suisses, toutes régions confondues, ont des apports quotidiens en calcium inférieurs aux recommandations suisses et internationales selon leur consommation de produits laitiers et que ces derniers diffèrent significativement entre les trois principales régions linguistiques de la Suisse étant les plus faibles en Suisse romande. De plus, ces apports sont plus importants à la campagne aussi bien pour le calcium que pour les protéines.

Les participantes vivant en Suisse romande ont un plus grand risque de fractures de la hanche liées à l'ostéoporose. Notre étude a montré que la proportion de femmes à risque élevé de chute était la plus élevée en Suisse romande et que ces femmes chutaient beaucoup plus souvent en Suisse romande que dans le reste de la Suisse.

Nous n'avons pas mis en évidence de différences significatives nutritionnelles entre les femmes avec ou sans fracture de la hanche durant le suivi. Toutefois, notre étude n'a pris en compte que la consommation de produits laitiers et n'a pas étudié les habitudes alimentaires antérieures des participantes.

Par contre, la condition physique des femmes qui ont présenté une fracture de la hanche pendant le suivi est significativement moins bonne. Pour abaisser le risque de fracture de la hanche liée à l'ostéoporose, il paraît important d'améliorer la condition physique des femmes après la ménopause.

Références

[1] NIH Consensus Development Panel on Osteoporosis Prevention, Diagnosis, and Therapy. Osteoporosis prevention, diagnosis, and therapy. JAMA 2001;285:785-95.

[2] Burger H, de Laet CE, van Daele PL, et al. Risk factors for increased bone loss in an elderly population: the Rotterdam Study. Am J Epidemiol 1998;47:871-9.

[3] Looker AC, Orwoll ES, Johnston CC Jr, et al. Prevalence of low femoral bone density in older US adults from NHANES III. J Bone Miner Res. 1997;12:1761-8.

[4] Melton LJ 3rd, Chrischilles EA, Cooper C, et al. Perspective: how many women have osteoporosis ? J Bone Miner Res 1992;7:1005-10.

[5] Cummings SR, Black DM, Rubin SM. Lifetime risks of hip, Colles', or vertebral fracture and coronary heart disease among white postmenopausal women. Arch Intern Med 1989;149:2445-8.

[6] Melton LJ 3rd, Kan SH, Frye MA, et al. Epidemiology of vertebral fractures in women. Am J Epidemiol 1989;129:1000-11.

[7] Gullberg B, Johnell O, Kanis JA. World-wide projections for hip fracture. Osteoporos Int 1997;7:407-13.

[8] Lippuner K, von Overbeck J, Perrelet R, et al. Incidence and direct medical costs of hospitalisation due to osteoporotic fractures in Switzerland. Osteoporos Int 1997;7:414-25.

[9] Heaney RP. Calcium, dairy products and osteoporosis. J Am Coll Nutr 2000;19(2 Suppl):83-99.

[10] Assessment of fracture risk and its application to screening for post-menopausal osteoporosis. Report of a WHO study group, (WHO technical report series; 843), Geneva: World Health Organisation, 1994.

[11] Sharkey JR, Giuliani C, Haines PS, Branch LG, Busby-Whitehead J, Zohoori N. Summary measure of dietary musculoskeletal nutrient (calcium, vitamin D, magnesium and phosphorus) intakes is associated with lower-extremity physical performance in homebound elderly men and women. Am J Clin Nutr 2003;77:847-56.

[12] Janssen HC, Samson MM, Verhaar HJ. Vitamin D deficiency, muscle function, and falls in elderly people. Am J Clin Nutr 2002;75:611-5.

[13] Chapuy MC, Preziosi P, Maamer M, Arnaud S, Galan P, Hercberg S, et al. Prevalence of vitamin D insufficiency in an adult normal population. Osteoporos Int 1997;7:439-43.

[14] Theiler R, Stahelin HB, Tyndall A, et al. Calcidiol, calcitriol and parathyroid hormone serum concentrations in institutionalized and ambulatory elderly in Switzerland. Int J Vitam Nutr Res 1999;69:96-105.

[15] Sinaki M, Nwaogwugwu NC, Phillips BE, et al. Effect of gender, age, and anthropometry on axial and appendicular muscle strength. Am J Phys Med Rehabil 2001,80:330-8.

[16] Sinaki M. Musculoskeletal challenges of osteoporosis. Aging (Milano) 1998,10:249-62.

[17] Rizzoli R, Bonjour JP, Ferrari SL. Osteoporosis, genetics and hormones. J Mol Endocrinol 2001;26:79-94.

[18] Eisman JA. Genetics of osteoporosis. Endocr Rev 1999;20:788-804.

[19] Ferrari SL, Garnero P, Emond S, et al. A functional polymorphic variant in the interleukin-6 gene promoter associated with low bone resorption in postmenopausal women. Arthritis Rheum 2001;44:196-201.

[20] Uitterlinden AG, Burger H, Huang Q, et al. Relation of alleles of the collagen type Ialpha1 gene to bone density and the risk of osteoporotic fractures in postmenopausal women. N Engl J Med 1998;338:1016-21.

[21] Cornuz J, Krieg MA, Burckhardt P. Vorstellung der Studie "Schweizerische Evaluierung der Messmethoden des Frakturrisikos" (SEMOF). Schweiz Artzeztg 1999;80:349-52.

[22] Applegate WB, Blass JP, Williams TF. Instruments for the functional assessment of older patients. N Engl J Med 1990;322:1207-14.

[23] Guralnik JM, Ferrucci L, Simonsick EM, et al. Lower-extremity function in persons over age of 70 years as a predictor of subsequent disability. N Engl J Med 1995;332:556-61.

[24] Kritz-Silverstein D, Barrett-Connor E. Grip strength and bone mineral density in older women. J Bone Miner Res 1994;9:45-51.

[25] Ritzel G, Stähelin HB, Gutzwiller F, et al. Ernährungsverhalten, Verzehrgewohnheitenund Massindex in vier Schweizer Städten. Schweiz Med Wochenschr 1981;111(Suppl.12):32-9.

[26] Marti B, Rickenbach M, Wietlisbach V, et al. Regionale Unterschiede im Ernährungsverhalten der Erwachsenenbevölkerung. Resultate des Projektes "MONICA". In: Stähelin HB, Lüthy J, Casabianca A, Monnier N, Müller HR, Schutz Y, et al., editors. Troisième rapport sur la nutrition en Suisse. Berne : OFSP;1991.p.245-254.

[27] Wynn E, Krieg MA, Cornuz J, et al. Dietary adequacy in a Swiss elderly population and identification of key foods as sources of bone health nutrients: developmental work of a Swiss Food Frequency Questionnaire (FFQ). (Trav. Pers.).

[28] Rizzoli R. Association suisse contre l'ostéoporose ASCO, ed. Recommandations 2003. Berne :ASCO ;2003.p.18.

[29] Martin A. Apports nutritionnels conseillés pour la population française. 3e éd Londres [etc.]: Editions Tec & Doc ;2001.

41

[30] Schlettwein-Gsell D, Dirren H, Decarli B, et al. Ernährung und Ernährungsstatus von 361 70-75jährigen Betagten in drei Regionen der Schweiz (Bellinzona, Burgdorf und Yverdon). Erhebung im Rahmen einer koordinierten europäischen Studie EC/EURONUT "Nutrition and the Elderly" Concerted Action. In: Stähelin HB, Lüthy J, Casabianca A, Monnier N, Müller HR, Schutz Y, et al. Troisième rapport sur la nutrition en Suisse. Berne : OFSP;1991.p.255-279.

[31] Müller E, Brubacher G, Dirren H, et al. Ernährung der Einwohner ländlicher Gebiete: eine Erhebung in der Schweiz. Bern, Stuttgart, Toronto; H. Huber; 1987.

[32] Weinsier RL, Krumdieck CL. Dairy foods and bone health: examination of the evidence. Am J Clin Nutr 2000;72:681-9.

[33] Heaney RP. Calcium needs of the elderly to reduce fracture risk. J Am Coll Nutr 2001;20 (2 Suppl):192S-197S.

[34] Cumming RG, Nevitt MC. Calcium for prevention of osteoporotic fractures in postmenopausal women. J Bone Miner Res 1997;12:1321-9.

[35] Recker RR, Hinders S, Davies KM, et al. Correcting calcium nutritional deficiency prevents spine fractures in elderly women. J Bone Miner Res 1996;11:1961-6.

[36] Reid IR, Ames RW, Evans MC, et al. Long-term effects of calcium supplementation on bone loss and fractures in postmenopausal women: a randomized controlled trial. Am J Med 1995;98: 331-5.

[37] Nelson ME, Fiatarone MA, Morganti CM, et al. Effects of high-intensity strength training on multiple risk factors for osteoporotic fractures : a randomized controlled trial. JAMA 1994;272:1909-14.

[38] Frost HM. A determinant of bone architecture: the minimum effective strain. Clin Orthop Relat Res 1983;175:286-92.

[39] Sinaki M, Offord K. Physical activity in postmenopausal women: effect on back muscle strength and bone mineral density of the spine. Arch Phys Med Rehabil 1988;69:277-80.

[40] Sinaki M, Itoi E, Wahner HW, et al. Stronger back muscles reduce the incidence of vertebral fractures: a prospective 10 year follow-up of postmenopausal women. Bone 2002;30:836-41.

[41] Sinaki M. Nonpharmacologic interventions. exercise, fall prevention, and role of physical medicine. Clin Geriatr Med 2003;19:337-59.

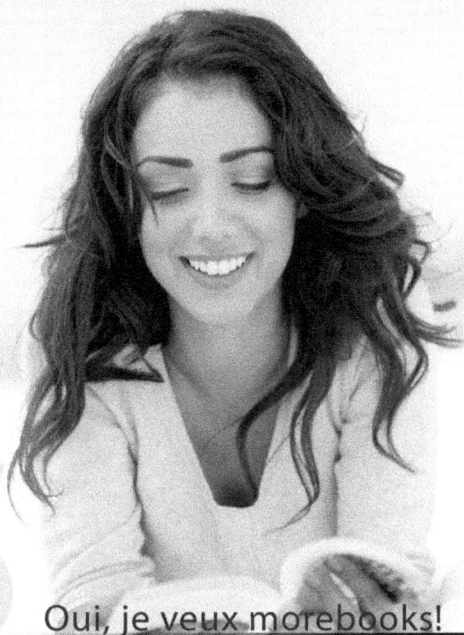